BEI GRIN MACHT SICH IHR
WISSEN BEZAHLT

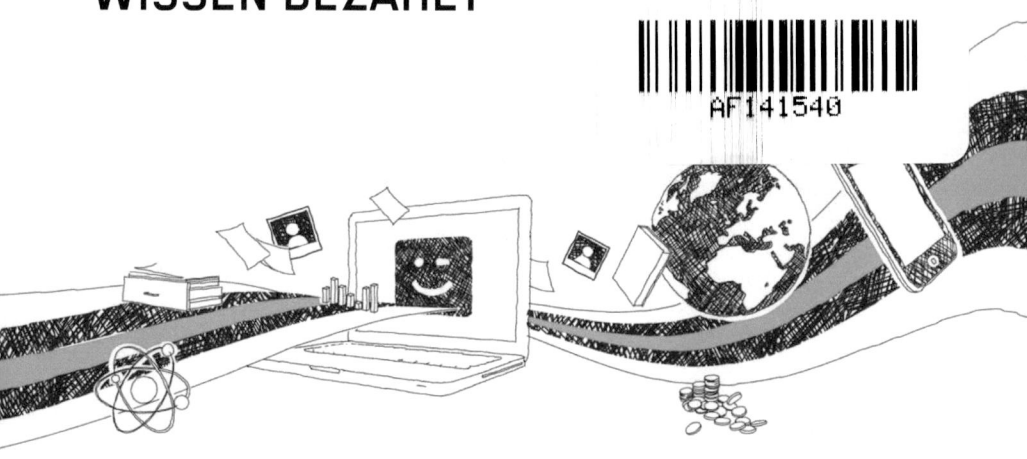

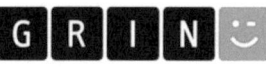

Bibliografische Information der Deutschen Nationalbibliothek:

Die Deutsche Bibliothek verzeichnet diese Publikation in der Deutschen National-
bibliografie; detaillierte bibliografische Daten sind im Internet über http://dnb.d-
nb.de/ abrufbar.

Dieses Werk sowie alle darin enthaltenen einzelnen Beiträge und Abbildungen
sind urheberrechtlich geschützt. Jede Verwertung, die nicht ausdrücklich vom
Urheberrechtsschutz zugelassen ist, bedarf der vorherigen Zustimmung des Verla-
ges. Das gilt insbesondere für Vervielfältigungen, Bearbeitungen, Übersetzungen,
Mikroverfilmungen, Auswertungen durch Datenbanken und für die Einspeicherung
und Verarbeitung in elektronische Systeme. Alle Rechte, auch die des auszugsweisen
Nachdrucks, der fotomechanischen Wiedergabe (einschließlich Mikrokopie) sowie
der Auswertung durch Datenbanken oder ähnliche Einrichtungen, vorbehalten.

Impressum:

Copyright © 2016 GRIN Verlag, Open Publishing GmbH
Druck und Bindung: Books on Demand GmbH, Norderstedt Germany
ISBN: 9783668250376

Dieses Buch bei GRIN:

http://www.grin.com/de/e-book/334790/die-akzeptanz-zur-anwendung-des-flash-
glukose-monitorings-bei-diabetes

Katharina Krehan-Bastian

Die Akzeptanz zur Anwendung des Flash Glukose Monitorings bei Diabetes mellitus Typ 2 erhöhen. Erstellung eines Konzepts für die Öffentlichkeitsarbeit

GRIN Verlag

Hochschule Magdeburg-Stendal (FH)

Fachbereich Sozial- und Gesundheitswesen
Fernstudium Angewandte Gesundheitswissenschaften

Konzeption für die Öffentlichkeitsarbeit

Erhöhung der Akzeptanz zur Anwendung des Flash Glukose Monitorings (FGM) bei Diabetes mellitus Typ 2 Patienten ab 65 Jahren

Blutzuckerwerte Messen ohne Stechhilfe – WIR SCANNEN

Projektbeschreibung

Vor dem Hintergrund der knappen Ressourcen des Gesundheitswesens sind auch Krankenhäuser zunehmend gezwungen die Abläufe innerhalb der Organisation bei gleichbleibender Qualität, unter Nutzung des technologischen Fortschritts, stetig zu verbessern, um weiterhin wettbewerbsfähig zu bleiben. Dabei kann der Einsatz der Telemedizin dazu beitragen die Therapie chronischer Erkrankungen, wie die des Diabetes mellitus zu verbessern. Dieser zählt zu den teuersten chronischen Erkrankungen in Deutschland und ist gleichzeitig eine der häufigsten Hauptdiagnosen im Krankenhaus. Zumeist manifestiert sich die Erkrankung im höheren Lebensalter. So belegen die Zahlen des RKI (2013) eine Prävalenzzunahme um 2 %. Grundlage dieser Datenauswertungen bildete die Studie des DEGS1 der ersten umfassenden Datenerhebung zur Gesundheit Erwachsener in Deutschland (RKI, 2013). Dabei ist eine kontinuierliche Blutzuckerbestimmung die Voraussetzung für die sichere auf den Patienten bezogene Einstellung des Blutglukosewertes. Die Hilfsmittel zur Abbildung von kontinuierlichen Blutglukoseprofilen sind vorhanden, jedoch vom Gemeinsamen Bundesausschuss (G-BA) nicht als solche eingestuft. Dies erschwert den Zugang zur Nutzung dieser neuen, vorhandenen Technologien durch finanzielle Barrieren (DDB, 2014). So sind dabei vor allem die hypoglykämischen Entgleisungen (Unterzuckerungen) kaum kontrollierbar, welche zumeist im höheren Alter häufig zu Krankenhauseinweisungen führen. Die Krankenhausbehandlungsbedürftigkeit von Patienten (65 Jahre und älter) zeigt, dass die stationären Aufnahmen von Diabetikern dieser Altersgruppe, infolge multipler Komplikationen im Jahr 2013 zirka 3 mal höher waren als im Jahr 2000 (GBE, 2015). Bei der bisherigen punktuellen Blutzuckermessung bleiben Blutzuckerschwankungen häufig verborgen und können in der Folge zu Komplikationen führen, so dass vermeidbare höhere Kosten für das Gesundheitssystem entstehen. Dabei ist die kapillare Blutzuckermessung schmerzhaft und senkt das Selbstmanagement der Betroffenen. Im Zuge der weiteren Entwicklung erkranken die Betroffenen immer noch häufiger an Langzeitfolgeerkrankungen sowie Komplikationen (diabetesDE, 2011).

Das Projekt „Blutzuckerscannen" ermöglicht einen dauerhaften Überblick über die Blutglukosewerte sowie den Blutglukoseverlauf und zeigt auf wie durch die Nutzung von Innovationen z. B. die Blutzuckerschwankungen kontrollierbarer werden können.

Ziel des Projektes ist die Implementierung des Flash Glukose Monitorings (FGM) für Diabetes mellitus Typ 2 Patienten auf der geriatrischen Station in einem diakonischen Krankenhaus sowie durch Prozessoptimierung eine hohe Pflegequalität zu gewährleisten, um die ökonomischen Ziele des Krankenhauses weiterhin zu erreichen. Unter Zuhilfenahme des Flash Glukose Monitorings werden die Betroffenen befähigt diese chronische Stoffwechselerkrankung visuell wahrzunehmen. Dies vermittelt Handhabbarkeit und Sicherheit, welches zur Erhöhung des Krankheitsbewusstseins führen kann. Insbesondere das Nutzen innovativer Behandlungsmethoden wie z. B. zur Verbesserung der Lebensqualität ist ein wichtiges Kriterium für die Patientenorientierung. Um diesem Trend im Gesundheitswesen auch hinsichtlich der Organisation der Dienstleistungen im Krankenhaus gerecht werden zu können, ist die Anwendung von neuen Untersuchungs- und Behandlungsmethoden (NUB) sowie die Vernetzung des ambulanten und stationären Sektors eine mögliche Option (Harms, F. & Gänshirt, D., 2005, S. 157).

Dabei kann einerseits die Anwendung einer dauerhaften und schmerzfreien Blutglukosemessung den zeitlichen Pflegeaufwand im Krankenhaus senken und damit die Arbeitsabläufe verbessern. Andererseits das Wohlbefinden als Ausdruck von Lebensqualität aufgrund eines aktiveren Selbstmanagement der Betroffenen durch die verbesserte Handhabbarkeit der eigenen Erkrankung erhöhen, so dass die medikamentöse Therapie verbessert, die Komplikationen und Langzeitfolgeerkrankungen gesenkt oder hinausgezögert werden.

Während des Projektes wurde die dauerhafte Glukoseüberwachung auf der geriatrischen Station angewendet. Im stationären Setting fielen der hohe Informationsbedarf und die geminderte Akzeptanz der Betroffenen gegenüber der neuen Blutzuckermessmethode besonders auf. Es wird für dieses Projekt eine Konzeption für die Öffentlichkeitsarbeit vorgestellt, welche Informationen des neuen Behandlungsangebotes beinhaltet sowie den Bekanntheitsgrad des Flash Glukose Monitorings und die Akzeptanz für die Anwendung steigern soll.

Gliederung Konzept für die Öffentlichkeitsarbeit

Gliederung
Einleitung 1
1   SWOT-Analyse 2
   1.1   Stärken (Strenghs) 2
   1.2   Schwächen (Weaknesses) 2
   1.3   Möglichkeiten (Opportunities) 3
   1.4   Risiken (Threasts) 3
2   Konzept für die Öffentlichkeitsarbeit 3
3   Ziel des Konzeptes 4
4   Zielgruppe des Konzeptes 5
5   Besonderheiten der Zielgruppe 5
   5.1   Maßnahmen zum Erreichen der Zielgruppe 5
6   Hauptbotschaft und Teilbotschaften des Konzeptes 6
7   Instrumente der Öffentlichkeitsarbeit 6
   7.1   Zeitpunkt zum Einsatz der Werbeinstrumente 7
8   Ausblick 7
Literaturverzeichnis 8

Einleitung

Das in dieser Arbeit vorgestellte Konzept für die Öffentlichkeitsarbeit befasst sich mit der weiteren Ausweitung sowie der Akzeptanzerhöhung für die Anwendung des Flash Glukose Monitorings (FGM) zur kontinuierlichen Blutglukosemessung bei älteren Menschen ab 65 Jahren mit Diabetes mellitus Typ 2 innerhalb von 12 Monaten. Nach dem das Flash Glukose Monitoring auf der geriatrischen Station bereits erfolgreich angewendet wird, ist die Erstellung eines Konzeptes zur Steigerung des Bekanntheitsgrades des FGM bei der Zielgruppe im ambulanten Sektor des Krankenhauses mittels bedarfsgerechter Informationen geplant. Dabei wird der hausärztlichen Betreuung eine hohe Bedeutung beigemessen, so dass zwischen der geriatrischen Station und den Hausärzten die Erweiterung des bestehenden Netzwerkes umgesetzt wird. Durch Qualitätszirkel werden die Hausärzte befähigt ältere Patienten durch eine verbesserte Therapie zu begleiten und den Patientennutzen zu steigern.

Im Alter sind viele Erkrankungen häufiger, weil Multimorbidität die Regel ist, nicht die Ausnahme. So ist der Anspruch völlig gesund zu sein, im Alter kaum aufrecht zu erhalten. Medizinisch geht es dabei nicht ausschließlich um die optimale Behandlung einer Krankheit, sondern um Lebensqualität trotz Krankheit. Bei zahlreichen chronischen Erkrankungen kann Telemedizin helfen die Versorgung oder Therapie zu optimieren (DMBF, 2015).

1 SWOT-Analyse

Die SWOT-Analyse (S-Strengths - Stärken, W-Weaknesses – Schwächen, O-Opportunities – Möglichkeiten, T-Threats – Risiken) ist die gebräuchlichste Form der Untersuchung in einem Unternehmen oder von einem Produkt und stellt eine Positionsanalyse für wettbewerbliche Aktivitäten dar. Dabei lässt sich die Analyseform flexibel auf die Unternehmensstruktur anwenden und leicht handhaben, wobei sie ein Instrument des strategischen Managements ist. Mit der SWOT-Analyse werden zum einen interne Faktoren des Unternehmens (Stärken und Schwächen) und zum anderen externe Faktoren der Umwelt (Möglichkeiten und Risiken) betrachtet. So lassen sich weiterführend Geschäftsprozesse entwickeln (Weis, F., 2011).

1.1 Stärken (Strenghs)

- Erstmaliger Einsatz von Flash Glukose Monitoring (Angebotsvorteil)
- Langjährige Erfahrungen der spezifischen Erkrankungen des alten Menschen
- Überdurchschnittliche Patientenzufriedenheit (KGSAN, 2014)
- Anbindung an ambulantes Setting (eigene MVZ)
- Langjähriges soziales Engagement der Stiftungen
- Gute regionale Vernetzung des Unternehmens

1.2 Schwächen (Weaknesses)

- Bisher keine Erkenntnisse zum Nutzen von Flash Glukose Monitoring bei der Zielgruppe
- Geringer Bekanntheitsgrad
- Mangel an individuellen Informationsangeboten für Betroffene
- Keine etablierte Strategie zur Senkung der Skepsis und somit geringeren Akzeptanz sowie Toleranz der heute 65 Jährigen gegenüber dieser Technologie (Georgieff, P., 2009, S. 23)

- Umgang mit den Ängsten der Betroffenen bzgl. der Schnittstelle Mensch-Technik und daraus resultierenden geringeren Nutzung
-

1.3 Möglichkeiten (Opportunities)

- Verbesserte medikamentöse Therapie
- Stärkung des Selbstmanagements
- Senkung der Liegezeiten dieser Zielgruppe
- Erhöhung des Wohlbefindens (auch der Sicherheit), welche mit der Akzeptanz korreliert (Berndt et al., 2009, S. 97)
- Bessere Einstellung des Risikofaktors (Blutzuckerschwankungen)
- Senkung der Arztkontakte innerhalb eines Quartals in Ambulanzen
- Gesellschaftliches Interesse an Verbesserung der Diabetestherapie

1.4 Risiken (Threasts)

- Mangelnde Überzeugbarkeit der Zielgruppe
- Keine Kostenübernahme der Geräte durch die Kostenträger (bisher keine Leistung der GKV)
- Benachteiligung von Betroffenen mit geringerem ökonomischen Status
- Monopolisierung und damit eher unkalkulierbare Kostensituation der Geräte
- Institutionelle Rahmenbedingungen (finanzielle Barriere) erschweren die Ausweitung der Anwendung dieser neuen Behandlungs- und Untersuchungsmethode (NUB)

2 Konzept für die Öffentlichkeitsarbeit

Für das Krankenhausmanagement basiert das Konzept auf den Marketingstrategien der Durchdringungsstrategie und Neuheitsstrategie. Die Durchdringungsstrategie versucht mit geeigneten Marketingmaßnahmen den Patientenzuspruch und Steigerung der bisherigen Zielgruppen zu erreichen. Bei der Neuheitsstrategie (Innovationsstrategie) sind vordergründig den bisherigen Zielgruppen neue Behandlungsleistungen anzubieten (Frodl, A., 2011, S. 83). Die Kommunikationspolitik umfasst dabei die marktgerichtete, externe Kommunikation mit der Zielgruppe (Anzeigenwerbung). Hierbei steht eine für die Senioren sinnhafte Darstellung der Anwendung im Vordergrund. Das Konzept kann auf Basis der spezifisch ausgearbeiteten Inhalte die Senioren so ansprechen, dass gerade diese neue Methode der Zielgruppe den besonderen Nutzen vermittelt. Dabei wird das Flash Glukose Monitoring (Anwendung) und die Stärkung des Vertrauens der Betroffenen fokussiert (Steinke, L., 2015). Auch Flyer und Plakate werden so gestaltet, dass die neue Messmethode (Gerät) sowie die Anwendung (scannen) und die Zielgruppe gemeinsam mit anderen Altersklassen (Enkel, eigene Kinder) interaktiv dargestellt werden. Dies vermittelt Normalität im Umgang mit der Erkrankung und der Nutzung des FGM und soll Interesse für die neue Technik bei der Zielgruppe wecken. Eine interne Kommunikation erfolgt mit den angeschlossenen eigenen allgemeinmedizinischen Ambulanzen (Schulungen für die Mitarbeiter, Flyer zur Auslage). Zudem wird eine interaktive Kommunikation zwischen den Ärzten und der Zielgruppe (Gesundheitstage) umgesetzt.

3 Ziel des Konzeptes

Das Ziel des Konzeptes ist es gegenüber dem FGM Toleranz und Akzeptanz zu erreichen sowie die Ausweitung der Anwendung der FGM-Geräte zur Verbesserung der Patientenversorgung und Patientenzufriedenheit innerhalb von 12 Monaten. Dies wird durch den Ausbau der partizipativen Entscheidungsfindung (PEF) in Form von mehr Patientenbeteiligung bei medizinischen Entscheidungen umgesetzt.

Es wird die Wissenszunahme der Patienten (Gesundheitssendungen) gefördert, die Senkung der Unentschlossenheit erreicht und neue Verhaltensweisen (Anwendung des FGM) sowie eine verbesserte Therapie der Patienten (Handhabbarkeit der Erkrankung) realisiert (Loh, A., Simon, D., Kriston, L. & Härter, M., 2007).

4 Zielgruppe des Konzeptes

Die Zielgruppe sind die heute 65 Jährigen und älter mit Diabetes mellitus Typ 2.

5 Besonderheiten der Zielgruppe

Die Lebensführungen und Bedarfslagen Älterer sind individuell ausgeprägt. Dabei sind die heute 65 Jährigen und ältere zumeist gut finanziell abgesichert und haben hohe Qualitätsansprüche. Durch eine geringere familiäre Integration kommt es zunehmend zur Singularisierung und damit zu weniger sozialer Teilhabe in Familie und Gesellschaft. Jedoch ist die Zielgruppe häufiger von chronischen Krankheiten und Beeinträchtigung der Sinnesorgane wie z. B. Sehschwäche betroffen, welches beim Zugang zu den Informationsmedien (Schriftgröße, Barrierefreiheit) zu berücksichtigen ist. Sie stehen neuen Technologien skeptischer gegenüber als andere Altersgruppen und nutzen häufig Produkte, die sie aus ihrer Kindheit kennen. So ist viel Überzeugungsarbeit nötig, bevor Neuerungen akzeptiert werden. Entsprechend nutzt diese Altersgruppe vorhandene Technologien seltener. Dabei wächst infolge des demographischen Wandels die Anzahl Älterer und Hochbetagter, so dass der Markt für altersgerechte Assistenzsysteme ein großes Potential darstellt (Kopp, T. & Schöchlin, J., 2015, S. 91).

5.1 Maßnahmen zum Erreichen der Zielgruppe

Zum Erreichen der Zielgruppe werden altersspezifische Formate wie im Folgenden aufgeführt genutzt:

- Anzeigen in den örtlichen Fachzeitschriften, Tageszeitungen, der Apotheken-Umschau
- Flyer, Broschüren, Plakate
- Informationsveranstaltungen in Form von Gesundheitstagen mit Workshop
- Vorträge in Seniorentreffpunkten
- Fernsehbeiträge in „Hauptsache Gesund" des mdr mit Experten

Die Artikel für die Fachzeitschriften, Tageszeitungen werden leserfreundlich (z. B. übersichtliche Rubriken und Überschriften) sowie den Terminhinweisen, die die Leser zu den Gesundheitstagen einladen, gestaltet.

6 Hauptbotschaft und Teilbotschaften des Konzeptes

Die Hauptbotschaft ist, dass das Krankenhaus und die Ambulanzen eine innovative Therapieoption in der Behandlung von Diabetes mellitus Typ 2 anbieten. Es wird ein Slogan dazu lauten:

Blutzuckerwerte Messen ohne Stechhilfe – WIR SCANNEN

Dabei ist die Teilbotschaft des Konzeptes, dass die Anwendung des Flash Glukose Monitorings die Behandlung verbessert. Weiterhin den Risikofaktor „Blutzuckerschwankungen" visualisiert indem die Blutglukosewerte jederzeit verfügbar sind. Dies erhöht das Sicherheitsgefühl der Betroffenen und steigert damit das Wohlbefinden und die Lebensqualität der Betroffenen (Harms, F. & Gänshirt, D., 2005, S. 402).

7 Instrumente der Öffentlichkeitsarbeit

Diese Kampagne erzielt mit Hilfe von Beiträgen im Fernsehen, Informationsveranstaltungen und Anzeigen in Fachzeitschriften eine hohe Bekanntheit im Einzugsgebiet. Es erfolgt eine ständige Evaluation der Maßnahmen zur Erhöhung der Anwendung der FGM-Geräte, so dass die stetige Weiterentwicklung des Konzeptes für die Öffentlichkeitsarbeit erfolgt. Ein breites Publikum von Betroffenen wird mit gezielten Informationsveranstaltungen für diese Thematik sensibilisiert. Die Netzwerkarbeit wird mit den Hausärzten weiter ausgebaut.

7.1 Zeitpunkt zum Einsatz der Werbeinstrumente

Da das Flash Glukose Monitoring eine Neuheit in der Therapie des Diabetes darstellt, ist der Bekanntheitsgrad der Geräte entsprechend gering. So wird ein an das bereits durchgeführte Projekt anknüpfender Zeitpunkt ausgewählt.

8 Ausblick

Die Implementierung des Flash Glukose Monitorings steigert das Management der eigenen Gesundheit und erhöht das Sicherheitsgefühl durch die Möglichkeit der ständigen Visualisierung der Blutglukosewerte, welche mit der Akzeptanz korreliert. Durch weitere Evaluationen sind die positiven Effekte wie gewonnene Lebensjahre und der damit verbundene ökonomische Nutzen erweiterbar. Mit Anwendung der neuen Technik zur Verbesserung der gesundheitlichen Einschränkungen besitzt dieses Konzept auf Grund der Ausrichtung auf die direkt Betroffenen ein hohes Innovationspotential.

Literaturverzeichnis

Berndt, E., Wichert, R., Schulze, E., Gothe, H., Oesterreich, U., Böhm, U.,. . . Dierks, C. (2009). *Schlussbericht: Marktpotenziale, Entwicklungschancen, Gesellschaftliche, gesundheitliche und ökonomische Effekte der zukünftigen Nutzung von Ambient Assisted Living (AAL)-Technologien.* Abgerufen am 19.12.2015 von http://www.aal.fraunhofer.de/publications/urn_nbn_de_0011-n-1024464.pdf

Bundesministerium für Bildung und Forschung (DMBF). (2015). *Gesundheit erhalten - Ältere Menschen: Telemedizin bei chronischen Krankheiten.* Ambulant vor stationär. Abgerufen am 05.12.2015 von http://www.gesundheitsforschung-bmbf.de/de/aeltere-menschen.php

Deutscher Diabetiker Bund (DDB). (2014). *Der Deutsche Diabetiker Bund e.V. bezieht Stellung: Aufforderung an die DDG zur klaren Positionierung zur kontinuierlichen Glukosemessung.* Abgerufen am 04.07.2015 von http://www.diabetikerbund.de/aktuelles/presse

Deutsche Diabetes-Hilfe (diabetesDE). (2011). *Gesundheitsbericht, Insulin-Tabelle, Diabetes-Pass, Risikotest, Amputation, Patientenverfügung, Checklisten, Neudiagnose.* Abgerufen am 16.05.2015 von http://www.diabetesde.org/ueber_diabetes/infomaterial/#c23121

Frodl, A. (2011). *Marketing im Gesundheitsbetrieb: Betriebswirtschaft für das Gesundheitswesen.* Wiesbaden: Gabler Verlag / Springer Fachmedien Wiesbaden GmbH Wiesbaden.

Gesundheitsberichterstattung des Bundes (GBE). (2015). *Diagnosedaten der Krankenhäuser ab 2000.* Abgerufen am 06.12.2015 von www.gbe-bund.de

Georgieff, P. (2009). *Aktives Altern und Technik: Nutzung der Informations- und Kommunikationstechnik (IKT) zur Erhaltung und Betreuung der Gesundheit älterer Menschen zu Hause.* Abgerufen am 06.01.2016 von http://www.isi.fraunhofer.de/isi-wAssets/docs/t/de/publikationen/Aktives-Altern-und-Technik.pdf

Harms, F., & Gänshirt, D. (2005). *Gesundheitsmarketing: Patientenempowerment als Kernkompetenz. Forum Marketing & Management: Vol. 6.* Stuttgart: Lucius & Lucius.

Kopp, T. & Schöchlin, J. (2015). *Neue "Schlappen" im Familiennetz.* In: Technikfolgenabschätzung - Theorie und Praxis (TATuP). Abgerufen am 25.12.2015 von http://www.tatup-journal.de/tatup151.php

Krankenhausgesellschaft Sachsen-Anhalt e.V. (KGSAN). (2014). *MVZ vom 12.05.2014: Wie Kliniken darum kämpfen, ihre Patienten zufrieden zu stellen.* Abgerufen am 13.12.2015 von http://www.kgsan.de/wnf/navbar/wnf.php?oid=5896&sid=

Loh, A., Simon, D., Kriston, L., & Härter, M. (2007). Patientenbeteiligung bei medizinischen Entscheidungen: Effekte der Partizipativen Entscheidungsfindung aus systemischen Reviews. *Deutsches Ärzteblatt, 104* (21), A1483-A1487. Abgerufen am 10.01.2016 von http://www.aerzteblatt.de/pdf/104/21/a1483.pdf

RKI. (2013). Diabetes mellitus. Abgerufen am 06.12.2015 von http://www.rki.de/DE/Content/Gesundheitsmonitoring/Themen/Chronische_Erkrankungen/Diabetes/diabetes_tab.html

Steinke, L. (Hrsg.). (2015). *Die neue Öffentlichkeitsarbeit: Wie gute Kommunikation heute funktioniert: Strategien - Instrumente - Fallbeispiele.* Wiesbaden, s.l.: Springer Fachmedien Wiesbaden.

Weis, F. (2011). *SWOT-Analyse hilfreich für die Positionierung im Wettbewerb.* Abgerufen am 13.12.2015 von http://www.business-on.de/swot-analyse-wettbewerb-definition-unternehmen-schwaechen-_id31943.html

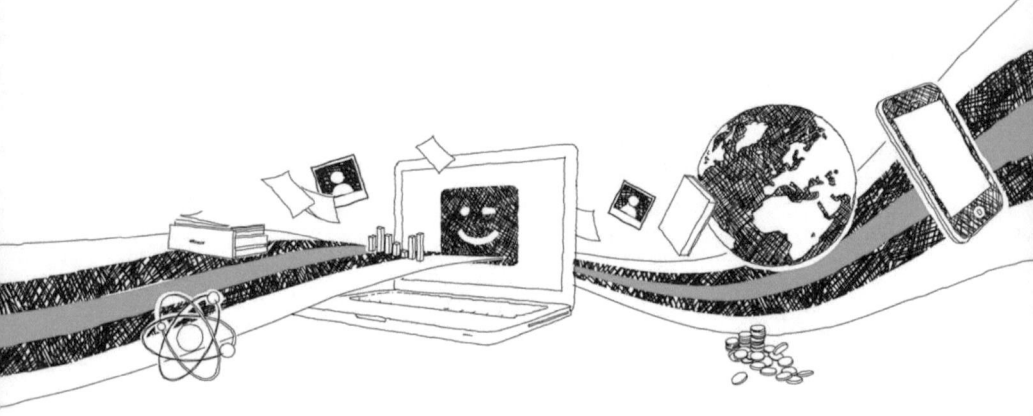
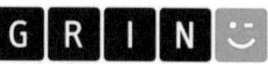